AF603158

L'HIPPOPHAGIE

SES RAPPORTS AVEC L'HYGIÈNE PUBLIQUE

ET L'ÉCONOMIE SOCIALE.

SUIVIE

DES PRINCIPALES RECETTES

POUR LA PRÉPARATION DE LA VIANDE DE CHEVAL

PAR

C. HAZARD

Membre de la Société protectrice des animaux.

Prix : 10 centimes.

PARIS
IMPRIMERIE VICTOR GOUPY
RUE GARANCIÈRE, 5.

1867

PRÉFACE

Cette modeste brochure s'adresse particulièrement aux familles de la classe laborieuse, à celles qui restent encore hostiles à la cause de l'hippophagie, la plupart pour ne s'être jamais donné la peine de se rendre compte de la valeur du préjugé qui les retient, et les prive ainsi des avantages d'une alimentation qui leur serait si profitable à tous les points de vue.

Réussirai-je dans cette œuvre de prosélytisme? Je n'en doute pas. On ne parle jamais vainement d'une chose utile à des masses intelligentes!

C. H.

14 septembre 1867.

L'HIPPOPHAGIE

SES RAPPORTS AVEC L'HYGIÈNE PUBLIQUE

ET L'ÉCONOMIE SOCIALE

> Les préjugés sont des maladies de l'esprit humain.
> (DE MÉRICLET.)

I

Lorsque naguère la première boucherie hippophagique s'ouvrit à Paris, cette innovation atteignit les proportions d'un événement. Un intérêt mêlé de curiosité s'empara des esprits, et chacun voulut voir et juger. L'expérience se fit, et elle fut affirmativement concluante. Donc, L'HIPPOPHAGIE EST ; et elle demeurera un fait indestructible, car on ne détruit que ce qui n'a pas sa raison d'être, et l'hippophagie peut, à bon droit, être considérée comme un des immenses bienfaits de notre époque !

Car, entre tous les progrès, ne faut-il pas placer en première ligne celui qui a pour résultat d'alléger les souffrances de l'humanité, et l'hippophagie réalise essentiellement ce progrès en apportant LA VIE A BON MARCHÉ !

Elle peut donc hardiment revendiquer une place d'honneur parmi les grandes conquêtes du siècle. Quoi, en effet, de plus important, de plus capital que de doter son pays de ressources alimentaires nouvelles? N'est-ce pas ainsi que Parmentier, le modeste introducteur en France de la pomme de terre, figure à juste titre, au nombre des plus grands bienfaiteurs de notre pays?

Mais n'eut-il pas, lui aussi, comme les hippophages de nos jours, comme tous ceux qui, en un mot, — chose triste à constater, — se vouent à l'œuvre du bien, n'eut-il pas à lutter contre les préjugés de son temps, comme il eut à affronter la risée publique, souvent même l'outrage? La pomme de terre, dont l'usage est aujourd'hui si répandu, ne devait-elle pas engendrer des maladies nombreuses? aussi était-elle proscrite de l'alimentation de l'homme. En manger, selon le préjugé du temps, « c'était s'exposer à prendre *la fièvre;* pis que cela, à contracter LA LÈPRE! »

L'hippophagie, — il faut rendre justice à notre époque, — n'eut point à soutenir de ces luttes ardentes, passionnées, qui sont d'un autre âge : les préjugés ont perdu en puissance tout ce que la raison, le bon sens des masses ont gagné par le temps. Est-ce à dire pour cela qu'elle se soit en quelque sorte imposée? Non, assurément. Mais l'évidence était là, et il fallut bien s'y rendre.

II

En effet, quelles raisons sérieuses, — car les meilleures choses n'ont-elles point leurs détracteurs? — pouvaient opposer à l'hippophagie ses plus déterminés adversaires eux-mêmes? Absolument aucune. La plupart, pour ne pas dire tous, n'avaient aucune notion sur les qualités de la viande de cheval, et surtout n'en avaient jamais mangé. Ils ne faisaient qu'obéir à un préjugé. Ce n'était même point un jugement qu'ils prononçaient; ce n'était qu'une impression qu'ils manifestaient, rien de plus. Or, est-il raisonnable de tenir compte de pareils témoignages, quand, au contraire, toutes les investigations, toutes les attestations de la science, l'expérience ensuite, ce critérium par excellence, sont venues consacrer, affirmer l'hippophagie d'une façon si évidente, que désormais elle défie toutes les critiques?

Qui ne sait que le cheval est le plus sain des animaux? N'est-il pas, d'ailleurs, le plus délicat sur le choix des aliments dont il se nourrit?

Quoi! manger d'un animal domestique, d'un animal qui fut le compagnon de nos travaux, objectait-on surtout, sans s'être rendu compte de la valeur de l'objection; car, est-ce que le bœuf, que nous mangeons sans scrupule, n'appartient point à la domesticité, au même titre que le cheval? Personne n'ignore que, dans certaines contrées, dans le midi de la France, par exemple, le travail du cheval y est à peine connu.

III

Trois points importants s'imposent naturellement à notre examen : car il importe que l'on sache bien quelles sont les raisons qui constituent à l'hippophagie le caractère éminemment utile et humanitaire que nous avons constaté au début de cet opuscule. En un mot, nous avons à prouver par des faits l'excellence de la chose en elle-même, sous ses différents aspects.

PREMIER POINT. — *La viande de cheval est-elle saine?*

Le conseil d'hygiène publique et de salubrité et le comité consultatif d'hygiène publique de la France, composés d'hommes à la fois éminents, instruits et pratiques, tout à fait experts dans la matière, ont déclaré à différentes reprises, et récemment encore, que la viande du cheval est *aussi saine* que celle des autres animaux alimentaires, et que l'on pouvait, par conséquent, l'introduire dans la consommation, sans aucun inconvénient.

C'est donc à la suite de toutes ces attestations que l'usage alimentaire de la viande de cheval a été autorisé à Paris et dans plusieurs villes des départements.

Depuis que la viande de cheval est entrée dans la consommation, depuis que l'on abat des chevaux pour la boucherie, on a pu constater, jour par jour, par une série d'observations faites sur ces animaux morts, que la viande de cheval n'est pas seulement *aussi saine* que celle des autres animaux alimentaires, mais qu'elle l'*est beaucoup plus*.

Le témoignage que nous apportons à l'appui de cette assertion ne sera pas récusé, car il émane de l'homme compétent entre tous, de M. Pierre, médecin-vétérinaire, inspecteur principal des abattoirs à chevaux; on va lire la lettre qu'il nous a fait l'honneur de nous écrire, en réponse aux questions que nous lui avions adressées, sûr que ses connaissances théoriques et pratiques nous donneraient la satisfaction que nous attendions de son obligeance. Voici cette lettre :

« Monsieur,

« Vous me demandez mon opinion sur les garanties de « salubrité offertes par la viande de cheval, par des com« paraisons avec celle de bœuf. Après les services que « vous avez rendus à la cause de l'hippophagie, je me « fais un devoir de vous l'exprimer sincèrement.

« La connaissance que j'ai des deux boucheries, con« séquemment des deux espèces animales qui les approvi« sionnent, je l'ai acquise par l'étude de la provenance « diverse des sujets, de leur tempérament respectif; de là, « j'ai été amené à constater leur inégale force de résis« tance à l'envahissement des maladies, et à établir, en ce « qui concerne le cheval particulièrement, combien sont « faciles à reconnaître les signes maladifs chez cet animal.

« Lorsque l'on a un cheval propre à la boucherie à « vendre, on le présente au boucher, qui, en homme pra« tique qu'il est, sait reconnaître les signes extérieurs « qui caractérisent la parfaite santé du sujet. Dans cet « achat, ses intérêts sont en jeu ; il n'ignore pas qu'après « lui un contrôle très-sévère est rigoureusement exercé, et « qu'il s'exposerait à perdre l'argent employé à l'acquisi« tion dont il s'agit, s'il s'était montré trop facile pour la « conclure.

« Eu égard à son tempérament et à l'harmonie interne « qui préside à tout son organisme, lorsque le cheval subit

« une influence maladive, il doit guérir promptement et « radicalement, par un traitement énergique et bien en- « tendu, ou l'affection quelconque passe à l'état chro- « nique. Dans ce cas, il devient absolument impropre à « la boucherie; tout en lui indique la souffrance : son atti- « tude, le trouble de ses fonctions, son abattement, son « inappétence. Le boucher ne peut donc s'y tromper.

« Cette assertion est si vraie qu'au *dépeçage*, contrôle in- « faillible, sur 2765 chevaux livrés à la consommation « depuis l'exploitation de l'hippophagie, — l'exploration « des viscères après la mort *n'a jamais fait découvrir la « moindre lésion pathologique, susceptible de porter la « plus petite atteinte à la salubrité des viandes.* (Sur « 2765 chevaux, rien !)

« Je mangerai toujours du cheval avec une entière con- « fiance; tandis que dans maintes et maintes circonstances « je ne mangerais pas sans répugnance l'ordinaire de « l'ouvrier. Pour le cheval, je vous ai donné mes raisons; « pour le bœuf ou la vache, je vais vous les donner aussi.

« Rendez, cher Monsieur, visite aux marchés de Poissy, « de Sceaux, principalement à celui de la Chapelle ; vous « rencontrerez là un groupe de maladies diverses; vous y « verrez des vaches dans un état d'extrême amaigrisse- « ment, les unes affectées de la maladie contagieuse du « gros bétail (la pleuro-pneumonie) au deuxième et au « troisième degré, les autres d'une métrite suppurative « ou d'une métro-péritonite avec épanchement, les autres « enfin, pour ne pas passer en revue toute la pathologie, « de tumeurs purulentes aux mamelles, etc.

« Cette maladie contagieuse du gros bétail, dont je vous « parle, a toujours régné à l'état endémique chez les nour- « risseurs de Paris et de la banlieue, qui se débarrassent « sur le marché de la Chapelle de toutes les bêtes qui « peuvent encore marcher; — celles qui ne peuvent plus « se soutenir, tant leur poumon a été désorganisé par la « maladie, sont vendues sur la litière.

« Assistez au dépeçage de ces animaux; cherchez à « reconnaître la trace des poumons, des plèvres; à leurs « places vous trouverez les produits des indurations ra- « mollies et à nuances diverses, ou une masse de matières

« putrilagineuses qui remplit la capacité entière du thorax. Une fois l'opération terminée, bientôt vous ne rencontrerez plus sur les quartiers le moindre vestige des plèvres costales, le diaphragme aura également disparu, *la toilette aura été faite au dedans comme au dehors.* »

« Cher Monsieur, je prévois vos questions : vous pouvez me demander pourquoi la vache vit-elle si longtemps avec ces affections? Pourquoi le public, qui sait plus ou moins une partie de ces choses, mange-t-il cette viande? A la première question je vous dirai que c'est à cause de son tempérament lymphatique et de sa vitalité organique ; à l'autre, c'est parce que nous mangeons la viande en question par habitude, et qu'*aucun préjugé*, même *celui d'une insalubrité possible*, ne l'a jamais frappée.

« Quant à moi, je mange de la viande de cheval avec la parfaite certitude qu'elle est toujours bonne et salubre, et j'engage mes amis à faire de même. »

PIERRE,
Inspecteur de l'hippophagie, boulevard de Bercy, 42.

6 septembre 1867.

La chair du cheval étant produite lentement, *naturellement*, par des substances alimentaires de premier choix, il n'y a donc rien que de très-rationnel qu'elle soit plus saine que celle du bœuf (laissant même de côté la catégorie des vaches dont parle M. Pierre), qui, contrairement, est faite promptement, *artificiellement*, avec de l'herbe, des pulpes de betteraves, des tourteaux et autres matières secondaires qui composent une chair pâle, aqueuse, peu nutritive et trop surchargée de graisse.

La viande du bœuf de travail seul, nourri de foin et d'avoine, comme le cheval, est celle qui se rapproche le plus de la chair de cet animal *par sa couleur rouge foncé* et ses qualités substantielles. Elle est toujours bien supérieure à la chair de ces jeunes bœufs engraissés à outrance!

DEUXIÈME POINT. — *Le débit de la viande de cheval est-il entouré d'une surveillance suffisante pour rassurer les consommateurs sur la salubrité de cette viande?*

On vient de voir quel est le degré sanitaire de l'aliment dont nous nous occupons; mais, quoi qu'il en soit, l'autorité administrative, dans sa vigilante sollicitude pour la santé publique, a cru devoir prescrire une mesure qui réglemente la boucherie hippophagique, et à laquelle on ne pourrait reprocher qu'une excessive sévérité, surtout si on la met en regard du contrôle si simple auquel la boucherie ordinaire est soumise.

Nous nous bornons à reproduire ici le texte des principaux articles de l'ordonnance rendue par M. le préfet de police, à la date du 9 juillet 1866, après avoir consulté le comité d'hygiène et le conseil de salubrité, dont nous avons parlé, laquelle régit l'objet en question; le lecteur jugera. Voici ces articles :

« Article 4. — Il ne pourra être procédé à l'abatage « des chevaux destinés à la consommation qu'*en présence « d'un vétérinaire ou inspecteur* commissionné à cet effet « par le préfet de police.

« Article 5. — Les chevaux seront soumis à l'inspection « d'un préposé mentionné en l'article ci-dessus, *tant « avant l'abatage qu'après le dépeçage* des viandes.

« Article 6. — Les viandes *ne pourront être enlevées* de « l'abattoir, pour être portées à l'étal, qu'*après avoir « reçu l'estampille d'inspection du préposé.* »

Nous pouvons donc l'affirmer, sans crainte d'être démenti, il n'y a pas une seule branche de l'alimentation parisienne qui soit inspectée avec une aussi scrupuleuse sévérité. Mais il y avait un préjugé à combattre, et l'administration semble avoir voulu contribuer à déraciner ce préjugé par un contrôle qui ne peut laisser prise à aucune fraude.

Troisième point. — *Enfin, la viande de cheval est-elle un bon aliment?*

A tout seigneur tout honneur. Laissons d'abord la parole aux hommes de science :

« De même que le bœuf et le mouton, dit M. Louis Figuier, dans sa Revue scientifique, le cheval est essentiellement herbivore, et aucun élément nuisible ne s'élabore dons son économie. On peut même remarquer, quant à sa nourriture végétale, que le bœuf et la vache s'accommodent de foin avarié, tandis que le cheval rejette et refuse celui qui lui paraît de mauvaise qualité. On ne sera donc pas surpris d'apprendre que la chair du cheval soit plus riche en principes azotés solubles (nutritifs) que la viande de bœuf. Le chimiste allemand, Justin Liebig, a trouvé, il y a une dixaine d'années, que la viande de cheval renferme plus de *créatine*, en d'autres termes, plus de matières albuminoïdes que la viande de bœuf. Le physiologiste allemand, Moleschot, qui fait autorité en ces matières, a confirmé sur ce point l'opinion de M. Liebig. »

Selon l'illustre chirurgien Larrey, « la viande de cheval est surtout très-nourrissante, parce qu'elle contient beaucoup d'osmazome. Le goût, ajoute-t-il, en est également agréable. »

« D'après l'expérience et l'observation de plusieurs médecins, dit de son côté l'auteur anonyme d'une brochure imprimée à Paris, en 1865, chez M. Desoye, le bouillon de cheval convient mieux à certains estomacs que celui de bœuf, qui est ordinairement gras, et, par conséquent, plus indigeste ; tandis que celui du cheval contient peu de graisse et beaucoup de *sucs nutritifs* : il en est de même, d'ailleurs, pour la viande. »

Mais, ce qui est à notre connaissance personnelle, ce sont les excellents résultats obtenus sur la santé de nombreuses familles, qui se sont mises au régime alimentaire de la viande de cheval. Toutefois, comme des meilleures choses, il en faut d'autant moins abuser que l'aliment est plus puissant, plus tonique. On ne pourrait donc s'en nourrir *uniquement* bien longtemps, sans, cette fois, s'exposer à une maladie, qui n'aurait d'autre cause qu'un *excès de santé.* Mais on a la ressource des légumes, que l'on peut y ajouter.

Ne suffit-il donc pas des autorités que nous avons citées pour établir, jusqu'à l'évidence, que la viande de cheval EST L'ALIMENT PAR EXCELLENCE, que nul autre ne peut lui être comparé !

IV

Deux mots maintenant sur l'exploitation de la boucherie hippophagique, compléteront utilement les observations qui précèdent sur la viande de cheval.

La boucherie hippophagique comprend la charcuterie, qui consiste presque exclusivement dans la seule fabrication du saucisson *façon d'Arles*, lequel peut rivaliser avec celui si connu qui se fabrique dans cette ville, quand il est préparé avec soin. Le succès qu'a obtenu le saucisson de cheval à la dernière foire aux jambons est la preuve de ce que nous avançons, car là il avait à soutenir la comparaison avec ce rival d'antique renommée.

Le saucisson de cheval se fabrique à Paris sur une grande échelle; la maison Rollin et Cie, à elle seule, occupe à cette industrie un certain nombre d'ouvriers et une machine à vapeur.

La viande maigre seule convient pour la fabrication de ce saucisson ; c'est ce qui explique l'utilisation de certains animaux de plus ou moins de maigreur, que l'on voit parfois diriger vers les abattoirs à chevaux, au grand étonnement du public, qui ne comprend pas le parti que l'on peut tirer de pareilles bêtes, que les hommes du métier appellent par avance du nom de leur destination, SAUCISSONS. L'unique qualité qu'on leur demande c'est qu'ils soient sains, et là-dessus l'inspection ne plaisante pas, et elle a cent fois raison. La viande, si peu grasse qu'elle soit, ne peut être employée à l'industrie en question, elle manque absolument de cohésion; le saucisson, sans liaison alors, ne peut résister à la décomposition de l'air qu'il absorde, et il se gâte promptement.

Quant au cheval de boucherie proprement dit, il est toujours plus ou moins gras. Mais la graisse, au point de vue alimentaire, n'est pas ce qu'il faut rechercher dans la viande, car outre qu'elle est moins succulente que le maigre, elle est aussi d'une digestion moins facile.

Paris renferme aujourd'hui un certain nombre de boucheries hippophagiques, et l'on peut voir chaque jour exposée, dans ces étaux, la viande telle qu'elle est, de bonne qualité, bien et proprement préparée. Un peu plus foncée que celle du bœuf, avec laquelle d'ailleurs elle est toujours confondue, la viande de cheval est néanmoins beaucoup moins brune que celle du chevreuil, si appréciée pourtant. Au surplus, chaque nature de viande a sa couleur propre : de là la distinction de viandes noires et viandes blanches. Or, chacun sait que les viandes brunes constituent l'aliment le plus nutritif. C'est ce que nous avons déjà établi pour le bœuf, lorsque nous avons examiné le côté salubre de la viande de cheval. Les viandes pâles sont fournies par des sujets lymphatiques, et elles sont peu nourrissantes. Une autre preuve de la richesse des éléments qui composent la chair du cheval, c'est qu'elle se conserve plus longtemps que toutes les autres viandes de boucherie, sans en excepter aucune.

V

La majeure partie des chevaux que, jusqu'alors, on tue pour la boucherie sont des animaux mis hors de service par une cause accidentelle quelconque, et ils sont généralement jeunes et en bon état. Mais un fait qu'une foule d'expériences a consacré, c'est que la viande d'un vieux cheval, à égalité d'embonpoint, est d'aussi bonne qualité, aussi tendre même que celle d'un jeune sujet. Un homme des plus compétents, M. Leblanc, membre de l'Académie impériale de médecine, qui, maintes et maintes fois, a fait servir sur sa table de la viande de cheval, formule ainsi son opinion : « *vieux bœuf, mauvaise viande ; vieux cheval, bonne viande.* »

Pense-t-on qu'une vieille vache de quinze à dix-huit ans, qui a mis au monde une douzaine de veaux, et qui a fourni pendant sa carrière quarante à quarante-cinq mille litres de lait, et souvent même une somme quelconque de travail, donnera une viande excellente? Et cependant on mange tous les jours de la vache, que les bouchers font passer pour du bœuf, *et on la trouve parfaite!* Que l'on fasse manger du cheval d'une qualité aussi inférieure, et tout le vocabulaire des expressions mal-sonnantes sera insuffisant pour *accabler* un aliment qui n'a d'autre tort que d'avoir contre lui un reste de préjugé.

Le nombre des vaches est *quatre à cinq fois* plus considérable que celui des bœufs. Ces bêtes ne sont point abattues pendant leur jeunesse, elles ont avant d'arriver à l'abattoir, à parcourir la carrière que nous avons décrite. Cette simple remarque indique assez que les boucheries ordinaires ne sont point pourvues que de jeunes sujets.

Avant l'abatage, le cheval destiné à la boucherie est mis au repos et soumis à un régime rafraîchissant, variant selon les saisons, et qui a pour résultat d'opérer une modification des plus avantageuses dans la qualité de la viande.

« Les chevaux arrivant du marché ne sont pas abattus « aussitôt leur acquisition, dit M. Paul Parfait (Journal « *La Petite Presse* du 24 juin dernier, dans un article « qui a pour titre: *Comment finissent les chevaux*); mais « on les tient au repos pendant quelques jours, dans une « étable attenant au lieu d'exécution. La maison Rollin « et Ce, la plus considérable de Paris, où elle occupe « à elle seule six étaux pour le débit de la viande de « cheval, possède, sur le territoire de Pantin, dans la « plaine mamelonnée qui s'étend entre le canal et le fort « de Romainville, une vaste propriété en pâturages « naturels et artificiels, avec une écurie pouvant contenir « soixante chevaux. C'est là que, du matin au soir, flânent, « trottinent et s'*esbattent* une partie des chevaux destinés « à l'alimentation parisienne. »

VI

La boucherie hippophagique vend *à bon poids et bonne mesure*, comme on va voir. Encore dans l'âge de l'innocence, il est vrai, elle ne sait point encore la pratique de ce fructueux artifice en usage dans la boucherie ordinaire, et qui consiste à comprendre dans les pesées une certaine quantité d'os, que l'on fait accepter sous le nom de RÉJOUISSANCE. — Pas pour le client, bien entendu. Et, — chose singulière, — c'est que le plus souvent les os ajoutés ne proviennent même pas d'un animal de l'espèce à laquelle appartient la viande vendue. C'est ainsi qu'avec un gigot vous avez *des os de veau*, et réciproquement. La quantité en est plus ou moins forte, selon que l'étalier est plus ou moins habile et l'acheteur plus ou moins inexpérimenté : *C'est au plus fin !*

Non-seulement la boucherie hippophagique n'exerce pas le procédé que nous venons d'indiquer, et qui, soit dit en passant, devrait être banni du commerce comme entaché de fraude, mais, excepté la basse viande, tout le reste *est vendu désossé*, et c'est aller un peu loin peut-être. Ici, c'est le vendeur qui est dupe, et il n'y a rien à dire, puisqu'il le veut ainsi.

Ne serait-il pas plus rationnel, sinon plus honnête, que messieurs de la boucherie *civilisée* vendissent leurs os *à part ;* ceux qui *les aiment* auraient toujours la facilité d'en acheter, et de cette façon on saurait *au juste* ce que l'on paie la viande. Tandis qu'à la faveur d'un usage si contraire, selon nous, à la stricte loyauté qui doit toujours présider aux transactions, la viande n'est pas vendue *réellement* le prix convenu, car le prix de la chose, *de la vraie viande*, varie selon encore l'adresse du boucher, selon qu'il sait *faire passer* plus ou moins d'os. L'étiquette qui allèche si flatteusement la pratique, N'EST DONC QU'UN MENSONGE !

VII

Le lecteur nous pardonnera, à nous humble, mais fervent apôtre de l'hippophagie, cette *innocente* excursion dans le camp de la grande boucherie, lorsqu'il saura que nous ne nous la sommes permise qu'à titre de représailles ; car messieurs les bouchers ne sont généralement pas d'une bienveillance outrée lorsqu'ils trouvent l'occasion de parler de l'hippophagie qui, pourtant, s'est toujours manifestée sous les dehors d'une modestie, qui lui convient d'ailleurs, et qui eût dû la mettre à l'abri des traits satiriques de *sa puissante rivale*. C'est ainsi qu'à propos de la promenade du *bœuf gras* de 1867, qui se fait annuellement pour l'exhibition d'un monstre d'obésité plutôt que d'un produit naturel, l'heureux possesseur, — il n'a pas le bonheur généreux, — l'heureux possesseur de l'animal en question, se faisant en cela l'écho de toute la corporation, n'a pas reculé devant cette inconvenance, de publier à la suite du programme de cette sorte de fête pour la boucherie, un pamphlet indigne, revêtant la forme lyrique s'il vous plaît, contre cette pauvre hippophagie, si inoffensive pourtant !

On y représente le bœuf, cela va sans dire, sous les aspects les plus flatteurs : c'est « un ventru qui boulotte et rumine » ; tandis que le cheval... ah ! que n'en dit-on pas ? N'a-t-il pas aussi passé par toutes les épreuves du travail et de la fatigue ; et on conclut du tout, *en dix couplets*, qu'il n'est bon *ni à bouillir ni à rôtir !*

Ah ! si l'animal dont le poëte, qui a mis sa muse au service de la boucherie, chante les succulentes et savoureuses vertus en vers d'un goût douteux, il est vrai, peut se vanter de « n'avoir point connu le bât, » messieurs les bouchers, — il y a bien des exceptions cependant, — laisseraient fort à penser qu'ils le portent pour lui, car ils montrent assez où il les blesse ! Ce qui ne les empêche pas de se plaindre de la cherté de la viande, qui va toujours croissant ; source pour eux de bien des difficultés et de bien des mécomptes. A ce point de vue, qu'ils laissent donc faire l'hippophagie, elle sert leurs intérêts, les ingrats !

Non, leur dirons-nous à tous, et à M. Fléchelle en particulier, non, il n'était ni bienséant ni généreux de profiter de l'occasion d'une sorte de fête publique, *organisée à vos frais*, pour *votre propre apothéose*, pour vous attaquer à l'œuvre si éminemment respectable d'hommes qui ont voué leur existence au bien de l'humanité !

VIII

Au résumé, la chair du cheval, d'un aspect si appétissant, peut, par ses qualités substantielles, par la finesse de son goût, être avantageusement comparée à celle du bœuf, car elle lui est réellement supérieure. Et cela est, *en général*, d'autant plus vrai, que le véritable bœuf, — car il y a *le faux bœuf*, — n'entre, comme nous l'avons déjà dit, que pour un quart, ou à peu près, dans toute la viande vendue sous cette appellation.

Certains défenseurs de l'hippophagie, contrairement à ce que nous venons d'affirmer, dans la crainte, sans doute, qu'on leur oppose cet axiome : « Qui veut trop prouver ne prouve plus rien, » ont cru devoir faire à leurs contradicteurs cette concession, que la viande du bœuf est d'un goût plus fin, plus agréable que celle du cheval ; concession à laquelle nous ne saurions nous associer, sans nous trouver en désaccord avec notre propre sentiment, avec la vérité, fondée sur les comparaisons sérieuses, sur des expériences réitérées dans une infinité de circonstances. Au demeurant, affaire de goût ; à chacun le sien.

Si le cheval bouilli est quelque peu inférieur au bœuf cuit de la même façon, s'il est plus sec, c'est que cette viande *rend* plus au pot-au-feu que cette dernière ; et ce qu'elle perd d'un côté, elle le gagne de l'autre, car le bouillon est plus riche que celui qui est fait de chair de bœuf.

Rôtie ou *à la mode*, la viande de cheval constitue un

mets vraiment exquis et digne des plus fines bouches, des gourmets les plus délicats !

Malheureusement, il n'arrive que trop souvent que cet aliment si irréprochable est jugé par des esprits prévenus ; et sous l'influence du préjugé, d'une répugnance puérile, ils ne lui sont pas toujours favorables. Ce qu'il y a de certain,—et nous nous chargeons d'en convaincre les plus incrédules, — c'est que tous ceux qui mangent de cette viande, croyant manger du bœuf, la trouvent excellente! Aussi, pour qui est dans le secret du petit tour qui se joue, est-il amusant d'entendre, à chaque morceau qu'ils en avalent, cette exclamation : Ah ! quel bon bœuf, partant d'*une bouche impartiale*, parce qu'on la trompe.

Quand donc aurons-nous assez de raison, assez de force pour dominer nos préventions, souvent si contraires à nos propres intérêts ; assez de volonté pour approfondir les motifs qui nous dirigent, et juger les choses pour ce qu'elles valent? Esclaves le plus souvent d'une routine imbécile, nous ne nous apercevons même pas de l'infériorité du maître auquel nous nous soumettons, tant les idées toutes faites, fussent-elles des plus absurdes, subjuguent. Aussi est-ce la raison pour laquelle les progrès les plus profitables à la société, au genre humain tout entier, marchent avec une si déplorable lenteur !

IX

C'est le lieu de placer ici une anecdote qui confirme si parfaitement ce que nous venons d'avancer sur l'empire du préjugé, laquelle nous a été racontée par un amateur de viande de cheval, très-voisin de la boucherie hippophagique de la place du marché Beauveau ou Lenoir, où il s'approvisionne. Voici le fait, qui est véritablement caractéristique.

L'amateur en question, que nous désignerons par l'initiale de son nom B..., est lié d'amitié avec son boucher ordinaire, avec qui il eut à rompre bien des lances pour la cause de l'hippophagie. Un jour celui-ci, que nous appellerons M. X..., excellent homme du reste, paraît-il, mais pas mal jaloux à l'endroit du nouvel aliment, témoigna à M. B... le désir de manger de la viande de cheval, *malgré sa répugnance*, qu'il ne dissimulait pas, *au contraire*... Mais il voulait *en goûter!* Était-ce, en homme consciencieux qu'il est, pour pouvoir décrier cette fois, en connaissance de cause, la chair du noble animal? Là-dessus nous sommes obligé de nous en tenir aux conjectures. Bref, il en mangea..... mais ce ne fut pas précisément quand il crut en manger.

Donc et tout naturellement, M. B... s'offrit à satisfaire la fantaisie de son ami, et l'offre fut acceptée. Ce fut pour M. B. l'occasion de tenter de faire son convive l'objet d'une innocente mystification, et en même temps de juger si, sur un connaisseur *aussi autorisé*, la prévention pouvait avoir quelque influence. Le jour convenu pour le repas en question, M. B... fit prendre par un tiers des biftecks chez M. X..., son invité; il les fit préparer et on se mit à table. Notre hippophage par circonstance, pensant bien entendu manger du cheval, — n'était-il point d'ailleurs convié pour cela? — mâchonnait du bout des dents son bifteck, auquel, cela va sans dire, il trouvait une odeur et un aspect qu'il ne définissait pas, — c'était plus facile, — tout en reconnaissant pourtant, — voulait-il par là faire une concession au goût de son hôte, si *barbare* qu'il lui parût? — que ce n'était pas *trop mauvais*, quoique ayant un goût *tout particulier*. Mais, ajoutait-il, s'adressant à celui-ci d'un air vainqueur : « Convenez que c'est loin de valoir du bœuf, même du plus inférieur. Sans doute, poursuivait-il, c'est *mangeable*, mais on ne s'en régalera jamais.

M. B... *ne demanda pas mieux* que de demeurer d'accord avec son convive, et les choses en restèrent là. Mais il avait prémédité la contre-épreuve de l'expérience qui venait de se faire, et elle se fit d'une manière non moins curieuse.

Il s'agissait cette fois pour M. B... de faire manger à son ami du cheval pour du bœuf. Il l'alla voir sous un prétexte quelconque, et fit si bien qu'il le décida à venir déjeuner avec lui; mais point n'est besoin d'ajouter qu'on ne devait pas manger de cheval : — c'était assez d'une fois, et M. X..., disait-il, avait conservé comme un arrière-goût *désagréable* de celui *qu'il avait mangé* au repas dont nous avons parlé. Pour plus de sûreté, on emporta des biftecks pris à l'étal de M. X... ; mais M. B..., comme on l'a déjà compris, s'était mis en mesure de leur substituer de la viande de cheval.

Le déjeuner fut servi. Quel fumet ! Que c'est appétissant à voir ! A la bonne heure ! voilà au moins quelque chose qui flatte le goût, qui réjouit le palais, exclama notre fin connaisseur ! Eh bien, mon cher amphitryon, disait-il à M. B... avec une satisfaction non déguisée, vous avouerez bien, j'espère, que votre viande de cheval est un mets *atroce*, *infect*, si vous la comparez à ce que nous mangeons à l'heure qu'il est !.....

Que l'on juge de la confusion du convive de M. B... lorsque celui-ci lui révéla la vérité.

Nous ne craignons pas de l'affirmer, autant de fois qu'une expérience de ce genre sera tentée, sur quelque palais exercé, *mais prévenu*, qu'elle se fasse, elle aboutira toujours au même résultat, à une mystification pour celui qui en aura été l'objet, tant est puissante l'influence d'un préjugé, si évidente qu'en soit l'absurdité.

X

De même que parmi les autres animaux alimentaires, quelle qu'en soit l'espèce, il y a des qualités différentes parmi les chevaux de boucherie. Nous ne soutiendrons donc point que toute la viande de cheval est également bonne ; il y a des degrés, comme en toutes choses. Mais, ce qui est regrettable, et qui procède toujours de la même source, le préjugé, c'est que chaque fois que l'on mange du cheval de qualité inférieure, pour peu que l'on soit hésitant à l'endroit de l'aliment nouveau, on va répétant à qui veut l'entendre : qu'on a essayé de cette viande et qu'elle est détestable, dure, sans saveur ! Au contraire, que si l'on a mangé du mauvais bœuf — comme le bœuf *est réputé toujours bon*, — on tient un raisonnement tout différent que pour le cheval; au lieu d'une conclusion tranchante, comme dans le premier cas, on se dit tout simplement ceci : c'est une exception; et l'on digère comme on peut le morceau avalé, sans mot dire. Pourquoi cette injustice? Pourquoi n'avoir pas pour la viande de cheval l'indulgence que l'on montre si facilement pour sa rivale? Mais surtout que l'on s'abstienne de la juger sur un premier essai, qui a pu tomber sur une viande ou exceptionnellement mauvaise, ou exceptionnellement bonne : car dans un cas comme dans l'autre, on ne serait pas exactement renseigné.

XI

Nos adversaires auraient encore raison sur ce point, que la viande du bœuf est d'une saveur plus délicate que celle du cheval, que tout ce que nous avons affirmé en faveur de celle-ci, que tout ce que nous avons dit de sa supériorité, en tant qu'aliment, ne subsisterait pas moins, sans restriction aucune. Or, comme l'on ne vit pas pour manger, mais que l'on mange pour vivre, c'est toujours à l'aliment le plus riche en sucs nutritifs que l'on devra accorder la préférence, comme base de l'alimentation. Et si l'on considère le bas prix relatif de la substance alimentaire que nous préconisons avec la plus sincère conviction, elle présente donc à la mère de famille, à la ménagère, sur tous les aliments similaires, le double avantage de la qualité et de l'économie.

Nous comprenons que ceux-là que la fortune à comblés de ses faveurs, et qui, par conséquent, n'ont point á compter trop rigoureusement avec leur budget, ne fassent même pas la moindre violence à leurs habitudes, ne cherchent point à vaincre une répugnance si légère qu'elle soit, dans le but, sans utilité pour eux, de réaliser une économie, relativement insignifiante, sur la dépense de leur table; au contraire, nous leur donnerions tort d'avoir recours à un pareil moyen : car ce serait vouloir disputer aux petites bourses cette si rare ressource avantageuse qui, par ce temps de cherté de toutes choses, leur est offerte par l'hippophagie !

Une chose digne de remarque et surabondamment avérée, c'est que les consommateurs les plus sûrement acquis à l'hippophagie sont en général des gens instruits, particulièrement des hommes de science, des médecins, des vétérinaires; puis viennent les employés et bon nombre de familles d'ouvriers intelligents : en un mot l'hippophagie, toute fraîche éclose encore, n'a et ne peut avoir en effet, cela se comprend, pour adeptes que des personnes qui raisonnent et qui, conséquemment, savent *apprécier* et *compter*. Aussi, elles *en font leur profit* et laissent le préjugé *en pâture* aux sots et aux imbéciles. Quant à la tourbe ignorante et stupide, elle hausse les épaules et ricane à la seule vue même du plus appétissant morceau de viande de cheval, tout en se baissant parfois pour ramasser de dégoûtants détritus d'aliments divers, qu'elle va chercher jusque sur les tas d'ordures, qu'elle mange *sans répugnanee alors!...* Ou encore vous les voyez, ces *faméliques dégoûtés d'une singulière espèce*, se ruer avec une avidité fiévreuse sur les débris de substances alimentaires de toutes sortes et de *toutes provenances*, qui se vendent AU TAS dans les halles et les marchés publics, sous la dénomination significative d'ARLEQUINS ! Là, se côtoient et hurlent de se trouver réunis, confondus, pour composer un tout, — *le tas*, — tous ces résidus si disparates, si contraires : amalgame non moins impossible que répugnant, et pourtant si recherché par cette classe de *délicats*, qui manque *même* de termes pour exprimer *ses dégoûts* pour la viande de cheval !....

Ces seules observations sont de nature à faire sentir, mieux que les plus longs et les plus éloquents discours, jusqu'où peut aller l'empire d'un préjugé sur les gens qui ne raisonnent pas.

XII

Un fait regrettable au plus haut point, c'est que les notions d'hygiène ne soient pas plus généralement répandues; on ne verrait point alors tant d'individus compromettre leur santé, et souvent même leur vie, par une alimentation mal composée, choisie sans discernement. Aussi bien il n'est pas rare de voir des familles, des hommes qui travaillent de longues heures, des enfants enfin, eux qui auraient tant besoin pour aider à leur développement physique, d'une nourriture substantielle, s'alimenter plusieurs jours de suite *uniquement* de pain et de légumes ou de fruits, toutes choses débilitantes et capables de détériorer les tempéraments les plus robustes, quand elles ne sont pas soutenues par l'adjonction d'un succulent morceau de viande. Rien n'est donc plus vrai, mais plus mal observé, que cet axiome populaire : « La chair nourrit la chair. » Les légumes assaisonnés à l'huile et au vinaigre en particulier, d'un usage si fréquent, sont d'un effet déplorable sur la santé, quand ils ne sont pas le complément d'un repas substantiel.

Que si l'on veut avoir une idée, — idée pénible, — du désastreux résultat de ce mode d'alimentation, il suffit de parcourir quelque quartier populeux de la capitale ou de toute autre grande ville, on sera frappé de stupeur à l'aspect général des populations, mais surtout à la vue de ces pauvres petits enfants, chétifs, au teint hâve, que l'on rencontre par les rues en quête d'un rayon de soleil, et qui, pour la plupart, n'ont juste assez d'existence que pour sentir qu'ils souffrent !

N'est-ce point un devoir sacré pour tous d'appeler l'attention des hommes d'état, des philanthropes, sur ce déplorable état physique des jeunes sujets, si funeste pour l'avenir des générations ; puis aussi d'ouvrir les yeux aux parents de ces ombres humaines, sur le triste résultat du régime alimentaire auquel ils astreignent leurs enfants ! Quoi ! on vous offre un aliment *à la fois sain, nourrissant et économique*, et vous n'en profitez pas pour soustraire ces innocentes victimes d'un préjugé qui ne se soutient plus que par un reste d'ignorance, au marasme qui les consume et à la mort qui les menace ?

Nous devons répéter ici ce que nous disons, chaque fois que nous en trouvons l'à-propos, à ceux qui se montrent encore rebelles à ce précieux aliment : Qu'on en essaie et on continuera d'en manger : *Il n'y a que le premier morceau qui coûte !*

C'est le cas de rapporter ici l'heureuse conséquence de la méprise d'un enfant qui, chargé d'aller acheter le repas de la famille dans une boucherie ordinaire, s'adressa dans une boucherie hippophagique, où il se fit servir de la viande pour l'argent qu'il tenait dans la main. A son retour à la maison, la mère, qui ne se rendait pas compte de la quantité de viande qu'elle avait pour si peu d'argent, questionna le petit commissionnaire tant et si bien que son étonnement cessa pour faire place à un regret : car elle voyait son argent sacrifié à l'achat d'une substance dont, pour tout au monde, *elle ne se déciderait pas à manger*. Le seul parti qui était à prendre en semblable conjoncture, elle le prit et l'exécuta : c'était de retourner à la boucherie hippophagique, là d'expliquer l'erreur de l'enfant et de se faire remettre le prix de la marchandise en la rendant. Mais l'étalier ne voulut rien entendre, — et il eut grand tort ; et force fut à l'infortunée ménagère de remporter cette *détestable saleté*, comme elle disait dans sa colère un peu brutale, mais légitime.

Il fallait manger ; et peut-être la somme employée à cet achat était-elle la seule ressource du moment : que faire? Mais la faim, cette fois, *se démentant*, fut bonne conseillère. Bref, notre ménagère, qui ne pouvait d'ailleurs se résigner facilement à une pareille perte, se décida, non sans se faire quelque violence, comme bien on le comprend, à faire cuire la viande en question et à en composer le repas de la famille. Tout le monde en mangea et la trouva bonne ; et la brave femme de répéter à chaque instant : On a bien raison de dire, il ne faut jurer de rien! Qui m'aurait soutenu que j'aurais jamais mangé du cheval, ajoutait-elle, je crois que je l'aurais dévoré !

La morale de cette petite mésaventure, que nous ne saurions trop répéter, — c'est : « qu'il n'y a que le premier morceau qui coûte ! » Donc, ayant mangé du cheval une fois, — et il en sera de même pour tout le monde, — la susdite ménagère se dit qu'elle n'avait plus de raison, trouvant la chose excellente, pour ne pas continuer d'en manger. Depuis, elle a fait la paix avec l'étalier récalcitrant de la boucherie de cheval, qui la sert chaque jour avec une préférence qui va même jusqu'à faire jaser les mauvaises langues. En tout cas, ils sont les meilleurs amis du monde. Honni soit, qui mal y pense !

Heureuse erreur de l'enfant ! car elle a tourné au profit de la famille qui, aujourd'hui, avec l'argent qui ne suffirait à lui faire manger de la viande qu'à de rares intervalles, elle peut s'en procurer presque tous les jours.

XIII

A une saison de l'année particulièrement, l'été, à l'époque des grandes chaleurs, au moment où les légumes et les fruits sont abondants et provoquent même à l'abus par leur fraîcheur et leur parfum perfides, à cette saison, l'élément animal est presque complétement proscrit du régime alimentaire de la plupart des familles de la classe ouvrière; ce qui n'arrive pas dans les régions supérieures, mieux instruites des intérêts de leur santé, et surtout s'en préoccupant davantage. Elles se nourrissent en tout temps de la même manière, régulièrement, des mêmes aliments, ce qui importe essentiellement à l'hygiène de tous et de chacun.

Ce serait une erreur de croire que l'économie soit toujours le mobile de la déplorable alimentation que nous signalons ; c'est que dans le peuple généralement on ne *sait* pas se nourrir, l'on ne mange que *selon ses fantaisies ;* on ne sait point assez l'influence favorable qu'exerce sur les populations, au physique comme au moral, les aliments bien choisis, ceux qui conviennent par leur nature à l'estomac humain. « Apprends-moi ce que tu manges, dit un aphorisme connu, je te dirai qui tu es. » Aussi, à l'épuisement occasionné par un travail sérieux, continu, lorsque l'homme ne se réconforte pas par une nourriture suffisamment nutritive, succèdent bientôt les maladies de toutes sortes, puis la mort dans beaucoup de cas.

Quand l'homme du peuple aura compris les devoirs que lui impose la famille, au point de vue d'une alimentation rationnelle, hygiénique, il aura découvert un élément de moralisation de plus ; il saura que l'argent qu'il va gaspiller dans les cabarets, où il laisse sa santé et sa moralité, c'est la vie de sa femme, celle de ses enfants, qu'il aime pourtant, qu'il prodigue ainsi : jusque-là, il avait toujours cru que dès que sa famille *ne manquait pas de pain*, elle avait *le nécessaire!*

XIV

Que l'habitant des campagnes, lui qui respire un air toujours pur, dont le genre de vie est bien réglé, soit privé de viande ou n'en mange qu'à intervalles éloignés, cela se peut encore, jusqu'à un certain point cependant ; mais les individus qui habitent les grands centres, où l'air est vicié par les émanations de toutes sortes, effet inévitable d'une grande agglomération, où le travail prolongé, les longues veilles ne sont que trop habituels, ne sauraient donc, sans le plus grave danger, faire leur ordinaire d'une alimentation qui ne serait pas suffisamment animalisée.

« Pourquoi le régime végétal, dit M. Isidore Geoffroy-« Saint-Hilaire, ne suffit-il pas à l'entretien de la vie? « Pourquoi enlève-t-il peu à peu à l'homme ses forces et « son énergie, comme nous le voyons dans ces doulou-« reuses expériences que la misère impose trop souvent, « sur elle-même, à une partie de la population? *Pourquoi*, « *continué plus longtemps encore, et plus rigoureusement* « *observé*, AMÈNE-T-IL INÉVITABLEMENT LA MORT?

« LA VIANDE, ajoute l'illustre savant, VOILA DONC L'ALIMENT « INDISPENSABLE au complet développement des hommes « et des peuples, indispensable entre tous, et en plus « grande proportion aux hommes et aux peuples du Nord, « et à égalité de climat AUX CLASSES LABORIEUSES et surtout « A CELLES DES VILLES, fait capital, et qu'on ne saurait trop « dire, trop répandre, trop vulgariser. Pas un adminis-« trateur ne devrait l'ignorer pour la population confiée « à sa direction, *pas un père pour ses enfants, pas un* « *homme pour lui-même*. On peut remplacer LE VIN, LE « PAIN lui-même ; mais il est deux aliments dont on ne

« peut tenir complétement lieu : *le lait d'abord*, PLUS TARD
« LA VIANDE. »

« LA VIANDE, affirme de son côté le chimiste Liebig, cité
« dans le passage que nous avons emprunté à M. Louis
« Figuier, *renferme un certain nombre de substances qui*
« *manquent entièrement dans la nourriture végétale*, et
« c'est de ces substances que dépendent *certains effets*
« *qui distinguent la viande de tous les aliments*. Aucun
« aliment, poursuit M. Liebig, n'agit aussi rapidement que
« LA VIANDE ELLE-MÊME *pour reproduire de la chair*, *pour*
« *réparer la substance musculaire dépensée par le tra-*
« *vail*. »

« N'en déplaise aux adeptes du régime végétal, écrit
« M. A. Ronna, dans son savant travail sur les viandes
« conservées, la viande est de toutes les substances celle
« dont l'assimilation est la plus réparatrice; *exclure du*
« *régime d'une population la chair*, C'EST LA CONDAMNER
« A DÉGÉNÉRER. »

XV

Voilà donc deux faits bien constants, surabondamment démontrés par les autorités que nous avons invoquées, par les exemples que nous avons cités : d'une part, c'est que le régime exclusivement végétal est destructeur, mortel, surtout pour les populations des grandes villes, qui s'y soumettent plus ou moins rigoureusement, sans en avoir même jusqu'ici entrevu les funestes résultats ; d'autre part, c'est que *la viande est l'unique aliment véritablement réparateur !*

Grâce à la science qui, par les nombreux échos de la publicité, fait pénétrer la lumière jusque dans les recoins les plus obscurs de la société, les plus ignorants eux-mêmes auront acquis avant peu les connaissances hygiéniques si nécessaires, dans leur application, à la conservation, comme au développement de l'espèce !

Grâce aussi et honneur à ces hommes de bonne volonté, à ces hommes de cœur qui se sont si généreusement faits les promoteurs et les propagateurs en France du nouvel aliment ! Car c'est à eux véritablement que les déshérités de la fortune, que toutes ces classes si intéressantes de travailleurs à tous les titres, doivent de pouvoir désormais s'alimenter selon les règles prescrites par l'hygiène !

Aussi, combien ne doit-on pas s'applaudir, au point de vue de l'humanité, de cette révolution dans notre régime alimentaire, surtout si l'on envisage la cherté toujours croissante de la viande ! car quelle conquête pour la santé publique que LA VIANDE A BON MARCHÉ !

Peut-on, sans gémir, songer que, dans un temps auquel nous touchons encore, l'aliment précieux dont nous plaidons ici la facile cause, était le plus souvent anéanti, alors que tant de créatures enduraient les tortures de la faim, ou s'étiolaient, privées qu'elles étaient d'une nourriture suffisamment réparatrice ! Quelle page cruelle à ajouter à l'histoire de la bêtise humaine, déjà si abondante, hélas ! en faits de ce genre !!! . . . .

. . . .

Puis, enfin, l'économie sociale n'est-elle point aussi fortement intéressée au succès de l'hippophagie ? Toute valeur créée n'est-elle pas un profit pour la société tout entière : n'augmente-t-elle point d'autant la fortune publique ? Assurément on ne peut nier cette vérité, assez généralement peu comprise : on ne saisit jamais bien que ce qui nous touche directement. Car est-ce que l'appoint que le nouvel aliment apporte à la consommation ne doit pas nécessairement exercer une action heureusement efficace sur les cours de la viande en général, et, de la sorte, profiter à ceux-là mêmes qui le dénigrent systématiquement ? Mais, imprudents, aveugles que vous êtes ! vous ne prévoyez même pas que, dans une circonstance donnée, qui peut parfaitement se produire, tel qui ferait son repas de viande de cheval pourrait vous ravir votre propre pitance et vous condamner ainsi au jeûne forcé, s'il n'était pourvu de cet aliment, qui lui suffit ! Il y a entre tous les intérêts d'un certain ordre une solidarité que l'on ne saurait contester, pour n'être pas apparente aux esprits superficiels.

XVI

D'un autre côté, sous le double rapport des intérêts des propriétaires de chevaux, en particulier de ceux sur le déclin, et de la protection due à ces animaux, l'hippophagie est encore à tous égards une œuvre essentiellement utile et méritoire.

Lorsque le cheval entre dans sa période de décroissance, alors que les derniers services que l'on en peut encore attendre sont hors de proportion avec les frais auxquels donne lieu son entretien, il y a intérêt pour le propriétaire de l'animal à s'en débarrasser plutôt que de l'épuiser par un travail auquel il a cessé d'être absolument propre. C'est donc à ce moment qu'il devra le livrer à la boucherie, qui lui en payera la valeur, encore de quelque importance, mais un peu plus tard réduite à presque rien. D'une autre part, il pourra disposer, au profit d'animaux valides et d'un produit certain, de la nourriture qui eût été absorbée, presque en pure perte, par le cheval réformé.

Nous avons déjà exposé que jusqu'ici les chevaux frappés d'incapacité de travail par une cause accidentelle, — et le nombre en est beaucoup plus grand qu'on ne le pense, — ont suffi, ou à peu près, pour l'approvisionnement des boucheries existantes. On n'a donc eu encore recours que pour une faible proportion aux chevaux de la catégorie dont nous avons parlé il y a un instant; les possesseurs de cette sorte de chevaux n'ayant point encore généralement envisagé ces animaux au point de vue que nous venons de mettre en relief; mais on ne peut espérer les amener tout d'un coup à concevoir l'avantage de cette ressource. Il y a là, comme en toutes choses, des habitudes à prendre, des errements à créer : ce sera l'œuvre du temps; mais quand on s'adresse aux intérêts, quand on leur fait sentir si manifestement ce qui leur est profitable, on est bien vite compris; surtout, comme dans le cas présent, lorsque aucun *préjugé* ne vient obscurcir la question, qui est purement économique.

On a contesté, les gens sérieux, par des raisons

telles quelles, par des *rapprochements inadmissibles*, *les autres*, par de pitoyables plaisanteries, — que l'hippophagie fût jamais une protection pour les animaux. A notre humble avis, soutenir une pareille thèse, c'est contredire la vérité dans ce qu'elle a de plus saisissant. Quoi! voilà une pauvre bête qui entre dans la période *de retour*, dont les forces sont sensiblement affaiblies, qui a fourni une carrière qui lui méritait assurément un sort meilleur, — mais on n'a pas encore fondé d'*écuries de retraite* pour les vieux chevaux, — et vous trouvez qu'il serait plus humain de laisser la vie à cet animal, qui sera d'autant plus malheureux que le travail lui sera plus pénible, à cause de l'état d'épuisement relatif auquel il est arrivé, que de l'envoyer finir tout d'un coup à l'abattoir. Mais, au contraire, ne serait-ce point une cruauté de lui imposer de sentir ainsi son existence s'épuiser douloureusement, mais lentement, goutte à goutte, pour ainsi dire, accablé de toutes les misères de la vieillesse, souvent en butte à toutes les brutalités! Ah! si l'infortunée bête pouvait parler, comme elle serait la première à vous demander la mort, en échange de cette triste vie que vous lui réservez! Ne semble-t-il pas que la Société protectrice des animaux, dans sa sollicitude pour ses intéressants protégés, ait deviné, par une sorte d'intuition procédant du sentiment de justice qui l'anime, que le cheval, dans les conditions d'infortune que nous venons de décrire, *devait aspirer* à la mort, et elle a créé l'hippophagie! Ce sera son éternel honneur, car c'est effectivement, en dépit des mille sottises qui se sont débitées sur ce thème, la plus haute protection, la seule vraiment efficace, dont elle puisse couvrir ce digne vétéran du travail!

APPENDICE

PARTIE CULINAIRE

OBSERVATIONS PRÉLIMINAIRES

Le mode de préparation d'un aliment quelconque contribue pour beaucoup à en développer les qualités sapides, et même nutritives; or, nous avons jugé utile d'ajouter à notre travail quelques recettes pour la préparation de la viande de cheval, que nous devons à l'obligeance d'une excellente et très-intelligente ménagère, femme de l'administrateur d'un important établissement public, qui fait entrer depuis un an, dans l'usage de sa maison particulière, l'aliment en question, pour une forte partie des besoins de celle-ci. Elle n'a pas dit son dernier mot encore sur ce sujet si intéressant, car elle poursuit chaque jour ses expériences avec une persévérance digne des plus grands éloges.

La viande de cheval, nous expliquait la dame en question, *demande* à cuire un peu plus longtemps que celle de bœuf, non, se hâta-t-elle bien vite d'ajouter, qu'elle soit plus dure que celle-ci, mais parce que cette chair est d'une plus grande densité, qu'elle est plus compacte, plus serrée que la viande de bœuf. Elle n'est pas dure de la même manière que cette dernière, qui se pelotonne dans la bouche tout en cédant à l'action de la mastication; plus ferme que le bœuf, elle est pourtant plus facile à avaler : elle se désagrége beaucoup plus aisément.

Selon encore la judicieuse remarque de notre obligeante éducatrice, le cheval est au bœuf ce que la perdrix, dont la chair est aussi très-serrée, est au poulet, viande lâche et molle.

RECETTES

Pot-au-feu.

Se fait de tous points comme le pot-au-feu de bœuf : mêmes quantités en viande et légumes.

On dégraisse le bouillon selon qu'on l'aime plus ou moins gras. — Le morceau de culotte donne toujours un bouillon supérieur ; le bouilli, comme celui de même catégorie en bœuf est un peu sec, même un peu plus que ce dernier ; froid, il est excellent, soit en ragoût, soit à l'huile, soit encore en hachis.

Les basses viandes font un bouillon peut-être un peu moins succulent, mais elles sont très-bonnes à manger.

Cheval à la mode.

S'accommode comme le bœuf de cette façon. Quand on le peut, il est bon de piquer la viande de lard. Pour le bien réussir, laisser cuire très-longtemps et à petit feu. — Cuit à point, il mérite une mention particulière : c'est exquis !

Rôti.

Exactement aussi comme pour le bœuf. — Certains amateurs font mariner la viande quelques heures seulement, et disent s'en bien trouver.

Civet.

Le cheval en civet se fait absolument comme celui de lièvre, mariner autant que possible.

Ragoût.

Absolument comme le *haricot* de mouton.

Hachis.

Les restes de bouilli et de rôti s'arrangent très-avantageusement en hachis, en y ajoutant un peu de chair à saucisses. Assaisonnement connu, un peu relevé.

Foie.

Mets de roi! — Piqué de lard, se cuit à la casserole ou se grille en un seul morceau; excellent aussi, simplement sauté comme le foie de veau.

Cervelles et rognons.

Comme ceux de bœuf.

Saucisson de ménage.

On prend six livres de chair maigre et une livre et demie de chair à saucisses. Hacher le tout et y ajouter un quart de sel blanc et poivre; plus, trois ou quatre gousses d'ail, une petite muscade, thym et persil, le tout également haché. On mélange bien et on fourre dans des boyaux à l'aide d'un entonnoir. Nouer avec de la ficelle, par bouts de dix à quinze centimètres. On fait cuire dans la graisse de cheval trois heures environ : feu moyen au début, doux ensuite.

Une fois cuits, on dépose les saucissons dans le vase où on veut les conserver. On verse dessus la graisse qui a servi à la cuisson, après l'avoir écumée et avoir enlevé les résidus et le jus de viande qui se trouvent au fond de la bassine dans laquelle on a opéré cette cuisson. — Ces saucissons, qui reviennent à un prix peu élevé, sont excellents et d'une grande ressource dans un ménage.

Graisse

Elle s'emploie à une infinité d'usages culinaires, et remplace très-avantageusement le saindoux et la graisse de bœuf surtout. On la fond comme cette dernière; mais il est de beaucoup préférable de la fondre au bain-marie. — Les ragoûts, la friture et les légumes à la graisse de cheval sont excellents. Quoique restant presque liquide, elle se conserve parfaitement. Les amateurs n'assaisonnent jamais leur salade avec autre chose, car ils l'estiment autant que l'huile d'olive.

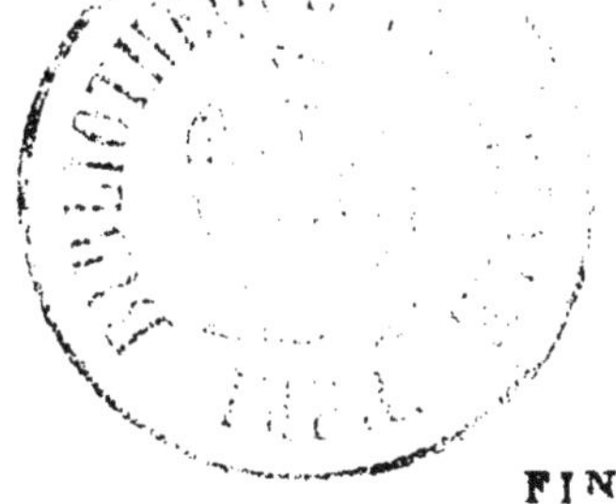

FIN.

BOUCHERIES HIPPOPHAGIQUES

RECOMMANDÉES, EXPLOITÉES OU FOURNIES

Par la maison ROLLIN et Ce

39, rue des Amandiers (Belleville-Paris).

17, place du Marché-Beauveau (faubourg Saint-Antoine).

1, rue Navarin (et rue des Martyrs, 43).

Marché des Blancs-Manteaux, rue vieille du Temple.

Marché des Carmes, place Maubert.

Marché du Gros-Caillou, rue Saint-Dominique-Saint-Germain, 142.

Marché du quai des Ormes (places 55 et 56).

PARIS. — IMP. DE VICTOR GOUPY, RUE GARANCIÈRE, 5.

www.ingramcontent.com/pod-product-compliance
Ingram Content Group UK Ltd.
Pitfield, Milton Keynes, MK11 3LW, UK
UKHW022002260726
13994UKWH00004B/1918